Dr MANUEL HINGLAIS

ESSAI
SUR
L'ACTINOMYCOSE
APPENDICULO-CÆCALE
(APPENDICITE ET TYPHLITE ACTINOMYCOSIQUES)

A.-H. STORCK, ÉDITEUR
LYON

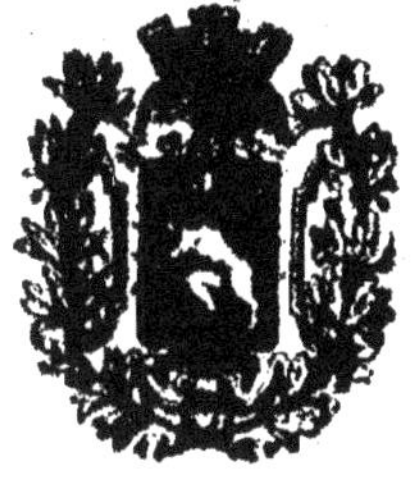

Dr Manuel HINGLAIS

ESSAI
SUR
L'ACTINOMYCOSE
APPENDICULO-CŒCALE
(APPENDICITE ET TYPHLITE ACTINOMYCOSIQUES)

A.-H. STORCK, ÉDITEUR
LYON

INTRODUCTION

Nous avions observé à la clinique chirurgicale de M. le professeur Poncet, plusieurs cas d'actinomycose temporo-maxillaire ou bucco-faciale. Ces manifestations parasitaires de la partie supérieure des voies digestives ont été bien étudiées dans les thèses de plusieurs élèves de la clinique ; et, sur le conseil de M. le professeur Poncet, il nous a paru intéressant de rechercher les localisations de l'actinomycose dans d'autres parties du tube digestif, qui paraissent être un lieu d'élection pour le champignon radié.

C'est tout particulièrement, en effet, sur le cœcum et son diverticule que se développe le parasite.

Nous avons pu compulser dans la littérature chirurgicale 120 cas environ d'actinomycose appendiculo-cœcale dont nous avons relaté les plus typiques.

C'est au cours de notre travail que M. le professeur agrégé Gangolphe nous signala le cas que nous publions et nous permit gracieusement de l'utiliser en nous donnant tous les renseignements nécessaires, ce dont nous le remercions sincèrement.

L'actinomycose abdominale est d'observation relativement récente puisque le premier cas connu remonte à 1880 seulement.

C'est en Allemagne, en Suisse et en Suède que depuis on l'a surtout décrite.

Nous avons divisé notre travail en huit chapitres principaux où nous exposons successivement : l'anatomie pathologique ; l'incubation ; les symptômes ; les complications ; la marche, durée et terminaison ; le pronostic ; le diagnostic; le traitement.

Notre prétention n'est pas d'avoir fait une description complète. Nous avons voulu seulement récolter et condenser un certain nombre de documents destinés à aider dans une faible mesure ceux qui, plus compétents, s'occuperont dans la suite de cette question.

Nous regrettons que le temps dont nous disposions ne nous ait pas permis de faire cette étude plus complète et approfondie.

A la fin de nos études médicales nous sommes heureux d'adresser ici l'expression de notre profonde gratitude à tous ceux qui nous ont manifesté de la bienveillance.

M. le professeur Poncet pendant tout le cours de notre scolarité a bien voulu s'intéresser particulièrement à nous et ses conseils nous ont toujours suivi. Pendant le semestre d'externat que nous avons passé à sa clinique, nous avons acquis, grâce à sa grande compétence, des notions solides qui resteront toujours la base de notre éducation chirurgicale. Il a bien voulu accepter la présidence de notre thèse, c'est un honneur dont nous sommes heureux de pouvoir le remercier.

Nous n'oublierons pas que le regretté professeur Levrat a été pour nous un maître plein de bienveillance pendant le temps que nous avons passé comme externe dans son service.

Nous remercions M. le professeur agrégé Roques avec qui nous avons commencé l'étude de la médecine interne et qui nous a enseigné les éléments que nous en possédons.

Ce sera toujours avec plaisir que nous nous souviendrons de notre année d'internat à l'hôpital de Bône où MM. les docteurs Quintard, Pétrolacci, Boude et Sylve nous ont aidé de leurs conseils.

Merci aussi à ceux de nos camarades dont l'amitié nous a soutenu pendant les moments difficiles que nous avons eus à traverser.

Pour notre thèse nous avons été aidé par les connaissances spéciales de MM. les docteurs Dor et Bérard ce dont nous les remercions.

Nos remerciements aussi à nos amis Pontèn, Anstett, Germain et Bahans à qui nous devons la traduction des documents étrangers que nous avons utilisés.

Enfin, nous n'oublierons pas que nous devons au pinceau de notre camarade Pautet l'aquarelle que nous reproduisons.

CHAPITRE PREMIER

Observations

OBSERVATION DE M. GANGOLPHE

Joseph Breton, vingt-trois ans, maçon, né dans la Corrèze.

Père mort d'une maladie d'estomac à cinquante-trois ans.

Mère vivante, bien portante.

Pas de frère ni de sœur.

La santé du malade a toujours été bonne antérieurement. A signaler cependant une blennorrhagie il y a quatre ans.

Il y a trois ans, pendant son travail, à 11 heures du matin, il fut pris de douleurs sourdes dans le bas-ventre ; ces douleurs allèrent en augmentant au point de l'obliger à cesser son travail à 5 heures du soir.

A cette époque le malade remarqua que la région hypogastrique était dure, mais il dit bien que ce n'était pas la même dureté qu'actuellement. Il avait des coliques violentes avec fausses envies d'aller à la garde-robe. Les coliques durent quatre jours, mais il ne peut reprendre son travail qu'au bout de huit jours.

Pendant les quatorze ou quinze mois qui suivent il ne ressent absolument rien et le ventre est redevenu souple.

Il était au régiment lorsqu'il y a dix mois, il fut pris au mois d'août, d'une deuxième attaque caractérisée par des douleurs violentes, comme la première fois. Mais alors son ventre, dit-il, était « dur comme une planche, mais non ballonné ». Cette sensation de dureté siégeait au-dessous de l'ombilic.

Il fut traité par des purgations, le régime lacté; il raconte qu'il a vomi une fois et nous dit que c'est la purge qui en fut la cause.

Au bout de trois semaines il sort guéri de l'infirmerie. Pourtant le ventre n'a pas repris sa souplesse, comme la première fois, et conserve un certain état de dureté.

Rentré chez lui au mois de septembre, il a, toutes les deux ou trois semaines, des crises de coliques qui durent de vingt-quatre à quarante-huit heures; et chaque fois l'induration gagne pour ne pas régresser dans l'intervalle des crises.

En mars 1896 il prend une crise semblable aux précédentes, mais dont la durée est de huit jours.

En mai, nouvelle crise et l'induration progresse jusqu'au moment de son entrée à l'hôpital le 6 juin.

Dès la deuxième crise le malade a remarqué qu'il maigrissait et perdait ses forces. De plus il dit avoir très bien remarqué que, pendant les premiers temps, la dureté était plus considérable à droite qu'à gauche et ce n'est que plus tard qu'elle aurait pris les mêmes caractères des deux côtés. En outre il a eu des périodes de constipation, mais sans alternatives de diarrhée.

A son entrée à l'hôpital on sent une induration qui s'étend du ligament de Poupart à droite, au ligament de Poupart à gauche et qui du pubis remonte sur la ligne médiane jusqu'à environ 10 centimètres. Sa limite supérieure est oblique de bas en haut et de droite à gauche. plus élevée à gauche qu'à droite.

Il apparait un point de ramollissement au-dessus du pubis. M. Gangolphe se basant sur les crises antécédentes et sur l'induration, ayant de plus, par le toucher rectal, la sensation d'une tumeur mobile en totalité au niveau de la face antérieure de la vessie, porte le diagnostic de phlegmon de la cavité de Retzius d'origine appendiculaire : et comme il s'était fait deux points de ramollissement, l'un sur le bord externe du grand droit droit, l'autre sur la ligne médiane au-dessus du pubis. M. Gangolphe décide une intervention.

On fait d'abord une incision sur le premier point ramolli ; on tombe sur une poche contenant peu de liquide et donnant au doigt la sensation d'un tissu granuleux. Mais les tissus sous-jacents semblent sains, et l'on n'ouvre pas le péritoine. On fait une nouvelle incision suivant la ligne médiane au-dessus du pubis ; par cette ouverture s'échappe environ une cuillerée à soupe de liquide purulent visqueux, on n'y remarque pas de grains jaunes. Le tissu cellulaire périvésical profond paraissant sain, on ne pousse pas plus loin l'exploration, Espérant trouver le point d'origine de la lésion on fait une troisième ouverture à gauche du grand droit gauche :

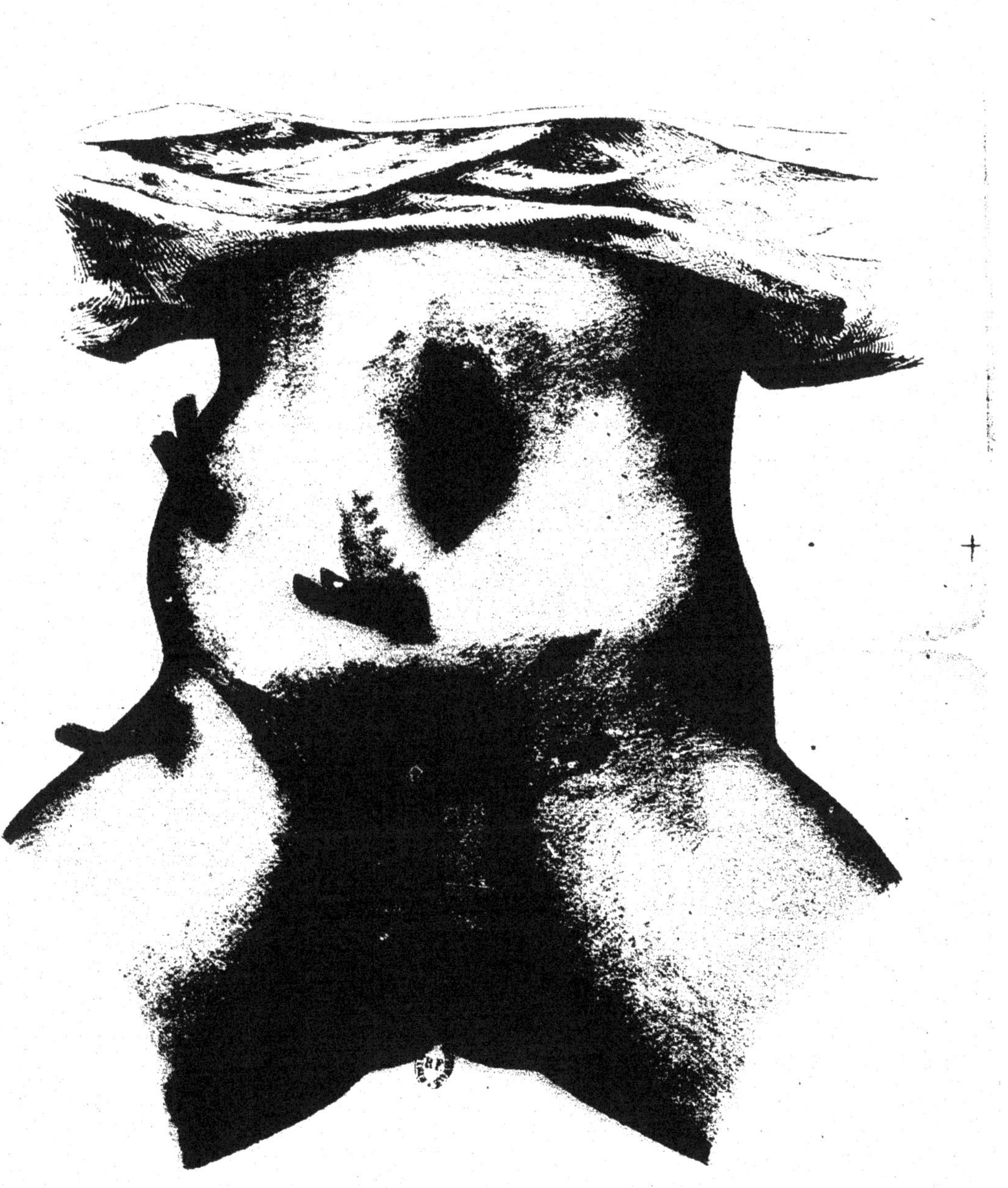

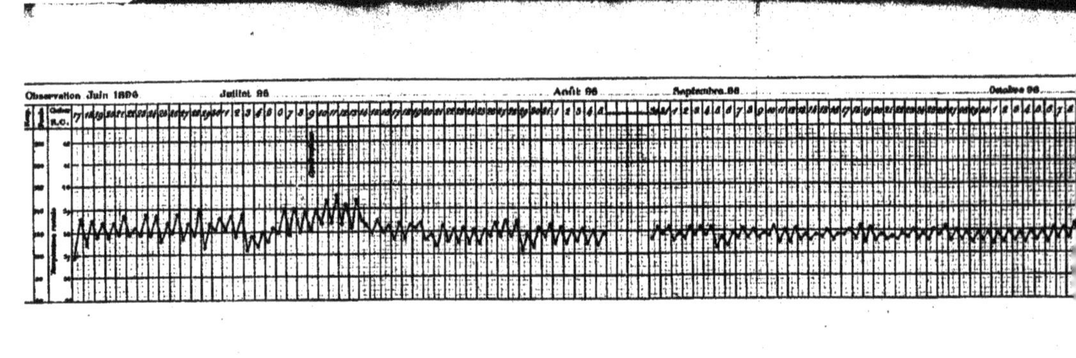

Observation Juin 1896
Juillet 96
Août 96
Septembre 96
Octobre 96
R.C.
Température rectale

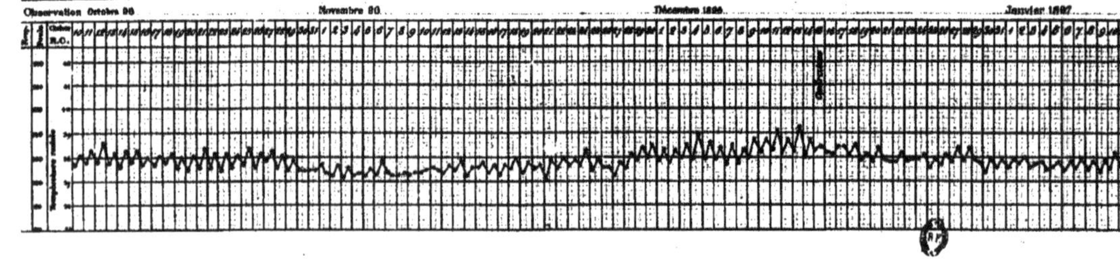

Observation Octobre 96
Novembre 96
Décembre 1896
Janvier 1897
R.C.
Température rectale

même sensation pour les tissus profonds que précédemment, on réunit toutes ces ouvertures par des drains.

La température du malade oscille pendant quelques jours, entre 39°5 et 38°3. les urines sont albumineuses, le malade présente de légers phénomènes de cystite que l'on n'attribue pas à sa maladie actuelle parce qu'il a eu une blennorrhagie il y a quatre ans.

L'état général s'améliore.

M. Gangolphe quitte le service le 31 juillet.

Pendant son absence il se fait de nombreuses fistules au niveau des points suivants et dans l'ordre que nous donnons :

1° Une au-dessous de l'arcade crurale gauche ;

2° Une au-dessus de la même arcade, à un travers de doigt environ ;

3° Une dans la région inguino-scrotale gauche;

4° Une très voisine de cette dernière ;

5° Une sur la partie latérale gauche de la verge vers la racine ;

6° Une au niveau de l'ombilic.

Toujours au moment où ces points se sont ramollis et fistulisés, est apparue une coloration bleu violet que le malade avait remarquée.

Pendant tout ce temps l'induration persiste et s'étend; et au moment de la deuxième intervention, l'E. I. A. S. droite semble participer au processus d'infiltration.

C'est le 15 décembre que l'on pratique la deuxième opération motivée par l'apparition d'un point de ramollissement a la hauteur de l'E. I. A. S. droite et à deux doigts de celle-ci.

M. Gangolphe émet à ce moment l'hypothèse d'actinomycose cæcale : il élimine les lésions tuberculeuses à cause de l'absence de fongosités au niveau des orifices fistuleux. Il élimine également le néoplasme profond avec suppuration, à cause de l'absence de phénomènes d'obstruction et l'absence de selles sanglantes. L'idée d'actinomycose a été suggérée par le mélange singulier des phénomènes inflammatoires à allures néoplasiques, par l'apparition des fistules au voisinage des drains.

Après avoir fait préparer des plaques pour récolter du pus on pratique l'exploration des trajets fistuleux. Un seul, celui qui siège au niveau de l'ombilic est profond ; les autres ne permettent pas l'introduction de la sonde à plus de 1 centimètre.

L'opération faite est la suivante :

1° Au niveau de la tuméfaction phlegmoneuse qui siège près de l'E. I. A. S. droite, on pratique une incision qui donne issue à du pus contenant des grains jaunes que l'on récolte ;

2° Une incision sur la ligne médiane, de l'ombilic au pubis ; cette incision est faite sur une sonde cannelée qu'on avait introduite jusque dans le tissu cellulaire prévésical ;

3° Une incision à droite du grand droit (ces trois incisions pénètrent jusque dans le tissu cellulaire sous-péritonéal) ;

4° Une incision au-dessous de l'arcade crurale droite.

Ceci fait, et après avoir soigneusement cureté le tissu granuleux sur lequel on était tombé, on réunit par des drains toutes ces ouvertures de la façon suivante : la première à la quatrième et à la troisième ; la deuxième à la troisième.

On institue pour les pansements des lavages avec une solution d'iodure de potassium à 1 0/0 que l'on réduit ensuite à 0,50 0/0. On fait chaque fois passer 5 litres de la solution dans les drains. On administre à l'intérieur de la liqueur de Fowler.

Le diagnostic histologique a été fait par M. le docteur Dor, chef du laboratoire de M. le professeur Poncet, qui a constaté la présence d'actinomyces.

Depuis cette opération et à la suite des pansements l'état général du malade s'est rapidement amélioré, et malgré un nouvel abcès qu'on a dû lui ouvrir dans le pli inguinal droit, on peut espérer, à moins de complications imprévues, qu'il se rétablira.

OBSERVATIONS ÉTRANGÈRES

Observation de Ransom

Il s'agit d'un malade ayant présenté l'actinomycose de la prostate et du gros intestin, avec alternatives de constipation et de diarrhée muqueuse.

Ouverture des foyers profonds dans la vessie.

Guérison par des lavements de térébenthine, administration de calomel et d'iodure de potassium.

Observation d'Ullmann

Un malade se présente avec tumeur du côté droit du ventre. Phénomenes vésicaux, pus dans l'urine. On diagnostique cystite purulente.

Après deux semaines, il est porteur d'une tumeur qui s'étend à partir de deux centimètres au-dessous du nombril jusqu'au ligament de Poupart. On diagnostique alors actinomycose parce que *la tumeur était dure comme un os, de couleur bleu violet et que la fistule qui siégeait au niveau du ligament de Poupart avait des granulations à son orifice externe.*

Observation de Braun (citée par Partsch)

Il s'agit d'un cas d'actinomycose du ventre chez un porcelainier qui après avoir subi de nombreuses opérations et avoir été renvoyé chez lui, abandonné des médecins, guérit spontanément après vingt et un mois de maladie.

Observation III de Guder

Pérityphlite.

Première atteinte juillet 1889 — tumeur iléo-cœcale ; guérison après quatre semaines au lit.

En janvier 1890 il prend l'influenza, à la suite de laquelle, en mars 1890, il a une nouvelle poussée de pérityphlite avec vomissements, météorisme abdominal, fièvre. Guérison.

Mais, la tumeur persiste et en avril elle s'évacue par le rectum ; en juin elle se reforme. La jambe droite est fléchie sur le bassin. La tumeur est dure, mate à la percussion ; pourtant on a de la fluctuation dans le triangle de Scarpa.

A l'opération on tombe sur des tissus durs.

Le malade meurt en avril 1891, après qu'il se fut formé de nombreux abcès fistuleux.

Observation de Kern

Il s'agit d'un homme de vingt ans qui fut pris subitement dans la région iléo-cœcale de douleurs avec irradiations dans la bourse droite en novembre 1889. Les applications de glace ne donnent aucun résultat ; le malade maigrit. Puis, il se relève et, tout en conservant des douleurs sourdes, augmentées par la pression, il reprend son travail.

Il retombe en mars 1890. Le ventre devient dur à droite, l'induration s'étend dans tous les sens. En avril 1890 il se fait une fistule entre le nombril et l'E.I.A. S. d'où il s'écoule un pus jaune sanguinolent.

Quatorze jours après deuxième fistule trois centimètres au-dessous de la première; puis une troisième à trois centimètres à gauche de la ligne blanche ; enfin une quatrième sur la ligne blanche.

Au niveau de la tumeur la palpation est douloureuse, la percussion est mate. Malgré l'association microbienne la température oscille entre 36°9 et 37°5. Les selles sont régulières. Dans les urines des traces de sucre, pas d'albumine.

Il s'ouvre trois nouvelles fistules.

On traite les fistules par des injections d'iodoforme qu'on est obligé de cesser à cause de symptômes d'intoxication. A ce moment tendance à la constipation.

Opération : On ouvre les trajets fistuleux ; on pénetre jusque dans le petit bassin. Curetage, cautérisation au thermocautère. La cicatrisation se fait et l'on voit rapidement disparaître les grains jaunes.

En peu de temps le malade engraisse de 30 kilos.

En juillet 1891 il ne reste plus qu'une fistule peu profonde qui se ferme le mois suivant.

A partir de ce moment le malade est complètement guéri.

Observation LIV de Roux

Le début de la maladie se fait par le triangle de Scarpa; puis apparaît à droite dans l'abdomen une tumeur dure.

Les intestins sont agglutinés, adhérents à la paroi, l'appendice est pris dans le magma. On trouve des grains d'actinomycose.

Observation de Regnier

Femme trente-huit ans, quatre couches normales, la dernière en juin 1891. Quatre mois après elle remarqua du côté du ventre la formation d'une tumeur. Elle a eu avant son entrée à l'hôpital de la diarrhee.

Etat présent : très amaigrie, cachectisée. Rien aux poumons. Abdomen rétracté. A droite, on observe une tumeur ovoïde dure de 9 centimetres de haut, sur 10 de large; peu mobile, qui plonge dans l'hypogastre droit. Douleur à la pression. Peau adhérente à la tumeur. Au toucher vaginal l'utérus est gros en antéflexion, le col est déchiré. L'ovaire gauche est mobile et normal. On atteint le bas de la tumeur dont on sent la surface irrégulière; elle n'adhère pas à l'utérus, on ne perçoit pas l'ovaire droit. Par la palpation bimanuelle on saisit la tumeur dont on peut déterminer la forme. Le toucher rectal donne les mêmes sensations.

Le diagnostic est dificile, on pense a un cancer.

Opération : Le 17 mars 1892 on fait la laparotomie médiane. La tumeur est circonscrite au delà de ses limites jusque dans le tissu sain. Après avoir décollé le péritoine on voit que la tumeur s'enfonce profondément, fusionnant en une seule masse l'intestin grêle et le colon ; dans cette masse l'appendice vermiforme vient s'enfoncer à la façon d'un clou sans qu'on puisse l'y suivre : il est de la grosseur du petit doigt.

Aprés avoir libéré partiellement la tumeur, on saisit la portion accessible de l'appendice entre deux ligatures et on l'enlève au thermocautère. On blesse l'intestin en cherchant à extirper la tumeur. Ne pouvant faire l'ablation totale on fait des cautérisations.

Suites de l'opération : La malade est d'abord déprimée, le pouls petit mais pas de température. Puis délire ; pouls fréquent, langue sèche, ventre ballonné ; on craint une péritonite septique. Le troisième jour, température 38°4. On s'aperçoit qu'on a affaire à de l'intoxication par l'iodoforme ; on fait les pansements au sublimé, les phénomènes disparaissent.

Bronchite purulente dont la malade guérit. La cicatrisation se fait, ne laissant qu'une fistule. La malade sort en mai 1892.

En août 1892 elle revient, présentant plusieurs orifices fistuleux, garnis de granulations spongieuses. Ces fistules laissent entrer la sonde de 4 centimètres. Sécrétion purulente sans actinomyces. L'infiltration à ce moment s'étend vers les côtes; la malade refuse une nouvelle intervention, elle sort : est perdue de vue.

A l'examen de la portion de l'appendice enlevée on constate que ses parois sont hypertrophiées; la muqueuse est ulcérée.

A l'examen microscopique on trouve une grande quantité de fibres conjonctives de nouvelle formation. Dans la sous-muqueuse on découvre un corps étranger dont on ne peut déterminer la nature, parce que sa structure est altérée par un séjour trop prolongé dans les tissus.

Observation I de Kosinski

Homme quarante ans. Il y a un an a eu une typhlite dont il a guéri. Admis à la clinique pour une tumeur du ventre, grosse comme le poing, adhérente et diffusée dans la paroi, entre l'ombilic et la symphyse. Cette tumeur est dure, fixe, peu douloureuse à la pression.

Fistule au niveau du nombril avec sécrétion muqueuse.

Opération : Incision du nombril à la symphyse donne issue à du pus actinomycotique. On abrase le foyer. Une fistule peu profonde n'est pas touchée. Guérison relative.

Après quelques mois il revient avec une tumeur de la grosseur d'une orange d'où part une fistule, seconde opération. Laparotomie. On tombe sur une tumeur du mésentère que des pseudo-membranes rattachent à l'ancienne cicatrice. Extirpation, guérison complète.

Observation II de Kosinski

Homme quarante-deux ans. Tumeur de la grosseur d'une orange datant de six mois, adhérente à la paroi, entre le nombril et l'appophyse xyphoïde. La tumeur plonge largement dans l'abdomen, rapidement elle se ramollit, devient fluctuante. Une ponction exploratrice ne donne rien. L'extirpation amène la guérison.

Observation IV d'Ammentrop

Homme trente-cinq ans. A l'autopsie perforation de l'appendice, abcès du tissu conjonctif rétro cæcal, du psoas-iliaque, actinomycose de l'uretère droit et de la vessie, avec perforation de celle-ci.

Observation V d'Ammentrop

Homme dix-sept ans, paysan. Ennovembre 1891 présente des symptômes d'appendicite. En juillet 1892 tumeur dur à la fosse iliaque droite, s'étendant de l'ombilic dans le petit bassin, présentant des points fluctuants.

Opération : Incision qui donne issue à du pus actinomycotique Le résultat est une aggravation. On institue alors le traitement arsenical, l'état du malade s'améliore au point qu'en 1893, il peut reprendre son travail.

Observation VI du même

Homme, dix-sept ans, étudiant.

On sait qu'il avait l'habitude de manger des grains de blé. En juin 1892 il présente des phénomènes de pérityphlite. En août 1892, on ouvre la tumeur qui s'était formée et on y trouve une barbe de blé.

Mort après neuf mois.

Observation de Donalies

Homme, quarante-trois ans, maçon.

Présente de la diarrhée qui passe, puis une douleur à droite de l'abdomen : les enveloppements froids ne donnent pas de l'amélioration.

Un mois après, formation d'une tumeur de la grosseur d'une tête de fœtus à droite au niveau du point douloureux primitif. Il est soigné par un empirique.

Résultat : la tumeur augmente ; ce n'est qu'après trois mois qu'il entre à la clinique.

Etat présent : Malade très cachectisé. Le bas-ventre à droite présente une tumeur qui s'étend du ligament de Poupart à l'ombilic, franchit la ligne médiane en passant au-dessus de la racine de la verge pour aller jusqu'à l'arcade de Fallope gauche. La peau est œdémateuse, rougie, amincie à droite et fluctuante à ce niveau. Le reste de la tumeur est dur, sans limite nette, plonge profondément et semble faire corps avec les os du bassin. Malgré une première opération l'infiltration gagne. Une deuxième opération amène une amélioration.

Sept mois après on voit une ulcération de la grandeur d'une soucoupe qui s'étend au-dessus du ligament de Poupart droit et des pubis. Une autre plaie de 6 centimètres sur 2, à cheval sur l'aine et le scrotum. Une troisième, de la grandeur d'une pièce de cinq francs, au niveau de la branche horizontale gauche du pubis.

Etat général : bon, selles normales ; cinq mois après il sort guéri.

Observation III d'Habel

Homme, vingt-trois ans, serrurier.

En 1890, il ressent une douleur intense dans l'abdomen à la suite d'indigestion de fruits et de bière. Il reste huit semaines au lit, maigrit, ne tousse pas, puis guérit.

En été 1891, il s'ouvre une fistule sur la portion droite de l'abdomen ; la fistule se ferme quelque temps après, et il peut reprendre son travail.

En 1894, à la suite d'ingestion de bière froide, il est pris de vomissements.

En novembre 1894, il a une bronchite. C'est alors qu'on apprend qu'en 1891, on avait trouvé des grains d'actinomycose dans le pus de la fistule et dans les crachats. (Ces renseignements ont été donnés à ce moment par le médecin qui avait fait l'examen du pus ; le malade n'avait donné lui-même, et qu'avec un mauvais vouloir marqué, que peu de renseignements.)

En 1893 il entre à l'hôpital de Zurich. On ne constate pas de grains d'actinomycose. Il meurt.

Autopsie : Pas d'œdème. Fistule dans la région iléo-cæcale. Adhérence de l'épiploon à l'intestin. Dans le lobe droit du foie une tumeur de 6 centimètres sur 7. Au niveau de l'ancienne fistule l'intestin est adhérent à la paroi et perforé ; on trouve là des actinomyces.

Il est à remarquer que toute l'évolution de la maladie s'est faite sans température.

Observation de Bernhardt

Femme trente ans, journalière dans une ferme.

Deux ans auparavant avait présenté des phénomènes de dyspepsie, avec douleur légère de la moitié droite du ventre. Il y a un an apparut une petite tumeur dure à droite qui peu à peu s'étendit sur toute la moitié correspondante de l'abdomen et franchit même la ligne médiane. La peau, à son niveau, est colorée en bleu violet.

Il y a sept mois ouverture d'une fistule donnant issue à un liquide fluide et trouble. Pas de douleur ; quelques jours après autre fistule. La sécrétion devenant purulente il apparaît de légères douleurs. A ce moment il y a des alternatives de constipation et de diarrhée mais non sanguinolente.

Il y a cinq mois, elle prend une bronchite : et trois semaines avant cet accident avait apparu sur la langue une ulcération non indurée sans actinomyces.

En même temps que sa bronchite apparaît de la diarrhée. Rien du côté de la vessie.

La malade ne nie pas avoir mangé des grains de céréales.

Etat présent : malade très anémique. A la langue une ulcération de la grandeur d'une pièce de cinquante centimes, à bords irréguliers, à fond sanguinolent et purulent, sans induration et sans actinomyces.

Au ventre, à droite, une tumeur bien limitée à deux doigts au-dessous de l'ombilic, traversée par une cicatrice, la peau sus-jacente est pigmentée en brun violet, au niveau des fistules. De ces fistules sort un pus peu lié alternant avec un liquide séreux contenant des grains jaunes. A deux doigts au-dessous du nombril une fistule stercorale. Le mont de Vénus et les grandes lèvres sont gonflés, durs, percés de nombreuses fistules. L'infiltration de la paroi de l'abdomen est limitée par une ligne partant de trois doigts au-dessus de l'ombilic, pour aller rejoindre l'E. I. A. S. droite, et, par une ligne convexe à droite, venant rejoindre le milieu du ligament de Poupart.

Au toucher vaginal le cul-de-sac de Douglas est occupé par une tumeur.

L'examen du sang donne 3.000.000 de globules rouges avec 1 pour 700 de globules blancs.

Les urines sont troubles, jaunes, acides, albumineuses et contiennent des cylindres hyalins. Selles fluides deux ou trois fois par jour, ne contiennent pas d'actinomyces. Mort par cachexie.

Observation d'Illich (citée par Hummel)

Il s'agit d'un homme de vingt-sept ans, malade depuis cinq semaines qui présente une tumeur de consistance osseuse, dans la fosse iliaque droite.

La paroi abdominale glisse sur la tumeur. Il est traité par des compresses chaudes en application locale, et des injections de tuberculine.

Mort.

Autopsie : On trouve une masse amyloïde avec nécrose d'une portion de l'iléon et du colon ascendant. Il y a une perforation du cœcum qui conduit dans un abcès d'où partent des conduits fistuleux qui vont jusque dans la paroi de l'abdomen.

Les tuniques de l'appendice sont épaissies. A trois centimètres de son origine existe une cicatrice oblique avec, un peu au-dessus, un point ulcéré, où l'on trouve un débris végétal recouvert de matières fécales, que l'on pense être une barbe de maïs.

Observation de Middeldorpf

Femme de trente-deux ans. Présente des phénomènes de péritonite à la suite de quoi il se forme dans la fosse iliaque droite une tumeur du volume d'une tête de fœtus, qui s'ouvre spontanément au dehors par une fistule stercorale ; on y trouve des grains jaunes par le grattage.

Cette fistule est rebelle. Un peu plus tard nouvelle fistule au pli crural. Evacuation du pus par l'anus. Mort après trois mois.

Autopsie : Actinomycose de l'ovaire gauche avec invasion de l'intestin où l'on trouve un fragment végétal, couvert d'actinomyces.

Observation IV de Grill

Homme quarante-sept ans ; pas d'antécédents héréditaires.

A la suite d'un mouvement forcé de la jambe droite, il ressent une douleur dans la région inguinale correspondante. Puis, il se forme une tumeur de la grosseur d'un œuf d'oie, elle s'ouvre spontanément au dehors.

Malgre l'absence de phénomènes dyspeptiques le malade maigrit.

Etat actuel : Voix voilée, rien au larynx ; dans la région de la tumeur, une ulcération de la grandeur d'une pièce de cinq francs, à bords décollés et à fond purulent. On y trouve des actinomyces, la peau est rouge et infiltrée. La tumeur a le volume d'une tête de fœtus, elle est dure, limitée par la région inguinale droite et l'ombilic. La palpation est douloureuse ; rien aux organes génitaux.

Opération : On tombe dans une cavité pluriloculaire à parois granuleuses, dures ; il sort peu de pus. On gratte, draine, tamponne à l'iodoforme.

Observation VII de Barth (citée par Grill)

Fille vingt-cinq ans. Paratyphlite. Abcès au niveau de la crête iliaque droite. Mort.

Autopsie : Appendice rabattu en arrière et en haut. A la pointe on voit des cicatrices déchiquetées, pigmentées, couleur ardoisée, d'où part un cordon œdémateux dur se rendant à un abcès qui envahit le foie et le rein.

Observation VIII du même

Homme quarante ans. Pérityphlite. Après deux mois, tumeur du volume du poing adhérente à la paroi antérieure de l'abdomen. Après cinq mois, abcès du foie et abcès rétropéritonéal.

A l'autopsie, le cœcum présente une perte de substance de la grandeur d'une pièce de 50 centimes, communiquant avec la séreuse. Généralisation au foie et aux deux poumons.

Observation de Rostrorn (citée par Grill)

Femme soixante ans. Appendice collé au côté droit de la vessie. Au milieu de l'adhérence un petit abcès, à parois épaisses et dures. Muqueuse intestinale intacte.

Observation de Langhans (citée par Grill)

Homme vingt-trois ans. Apparition d'un abcès pérityphlitique. Tumeur du volume du poing d'abord non adhérente à la paroi, puis infiltration de celle-ci. Fistule au niveau de la crête iliaque et à l'anus. Le cœcum est adhérent à la paroi abdominale.

Observation du même

Homme. Abcès partant de l'appendice lequel présente des cicatrices au niveau de sa muqueuse. Petits abcès limités du foie dans tout son parenchyme.

Diagnostic primitif : échinocoques du foie.

Observation Lanz (Grill)

Homme trente-sept ans. — Tuméfaction de la région inguinale droite. Formation de fistules. Abcès fécaloïde des lombes. Mort après quatre mois et demi.

Autopsie : Le cœcum et l'intestin sont adhérents à la paroi. Muqueuse intestinale intacte. Immigration du processus dans le tissu cellulaire rétro-péritonéal. Abcès du psoas, du sacrum, des vertèbres lombaires.

Observation Ponfick (Grill.)

Femme de soixante et un ans. — Tumeur arrondie du bas-ventre. Mort après un an par embolie de l'artère pulmonaire.

Autopsie : muqueuse intacte ; pérityphlite primitive.

Observation Samter (Grill)

Femme trente-deux ans. — Phénomènes de paratyphlite.

Autopsie : trois tumeurs petites, rondes du cœcum. Perforation de celui-ci. Abcès rétro-péritonéal. L'appendice est pris dans le réseau cicatriciel. Abcès multiples du foie et invasion de la plèvre et du poumon droit.

Observation Schreyer (Grill)

Homme quarante-cinq ans, cordonnier. — A manipulé beaucoup de paille. Tumeur du volume du poing, au niveau du ligament de Poupart droit.

Opération : On arrive sur l'appendice dont la muqueuse porte des traces d'inflammation, avec perte de substance. On gratte et vide plusieurs foyers. On ignore ce que devient le malade.

Observation de Uzkow (Grill)

Femme quarante-six ans. — Abcès du psoas.

Autopsie : Le cœcum est entièrement adhérent à la paroi

abdominale. Les parois du cœcum, de l'iléon, de l'S iliaque sont criblées de cicatrices et d'abcès.

Abcès du foie.

Observation de Vassiliew (Grill)

Homme quarante-six ans. — Infiltration dure de la moitié droite du ventre. Après opération il s'est fait des fistules.

Autopsie : Péritonite purulente. Abcès du foie. Adhérence de la plèvre. Pleurésie droite. Fistule de l'ampoule du cœcum. Déformation de la paroi abdominale. La muqueuse cœcale est ardoisée et présente de nombreuses ulcérations à bords décollés. Mêmes phénomènes du côté de la muqueuse de l'intestin grêle et de l'S iliaque.

Observation d'Illich (Grill)

Homme vingt-sept ans.— Pérityphlite. Mort après trois mois.

Autopsie : Le cœcum, l'appendice et l'S iliaque ont plusieurs points d'adhérence. Dans le voisinage une tumeur grosse adhérente au périoste. L'appendice est ulcéré en plusieurs points et contient des glumes de céréales englobées dans le pus.

Observation de Ransom (Grill)

Homme cinquante ans. — Infiltration pérityphlitique à droite de l'abdomen. Thrombose de la veine iliaque externe. Perforation près de l'E. I. A. S.

Mort après six mois.

Autopsie : L'appendice est tordu, perforé et fixé. Derrière le cœcum un abcès qui remonte jusqu'au rein. Abcès métastatiques du foie.

Observation de Korte (Grill)

Actinomycose du cœcum. Infiltration dure naissant peu à peu de la région cœcale.

Extirpation d'une tumeur. Etablissement d'un anus contre nature. Le processus gagne le tissu cellulaire rétro-péritonéal. Mort après huit mois.

Observation XIII de Ljunggren

Fillette, Anna N..., huit ans. Début brusque en janvier 1893 par des douleurs d'intestin et de la diarrhée. Avait eu pendant quelque temps auparavant des douleurs vagues.

Bientôt la diarrhée cède. Le ventre se ballonne, devient douloureux et l'état général est mauvais ; il y a de la fièvre et du délire.

Diagnostic : Péritonite que l'on traite par des applications froides et l'administration d'opium à l'intérieur. Le 6 février il y a du mieux ; mais la malade mange, à la suite de quoi son état empire. On la met alors au régime liquide. Le ballonnement abdominal augmente et alors la palpation permet de reconnaître la présence de tumeurs dures. A ce moment paraissent des signes de broncho-pneumonie. Le 3 mars la malade est émaciée. Râles au poumon droit, température 39°. Ventre ballonné. Au-dessous du nombril on sent une infiltration diffuse qui s'étend vers la symphyse, elle est douloureuse à la pression.

Diagnostic : Péritonite tuberculeuse avec foyers purulents.

Opération. Le 5 mars, incision médiane de l'ombilic à la symphyse. A l'ouverture du péritoine, l'intestin étant soudé à la paroi, on le blesse, mais on suture immédiatement la perforation. Toutes les anses intestinales sont agglutinées. Au-dessus de la symphyse on tombe sur un foyer qui plonge jusque dans le petit bassin. Ce foyer contient du pus, et des matières intestinales qu'y déverse l'intestin par une perforation.

Autre foyer un peu à droite. Tamponnement à la gaze iodoformée.

Amélioration. Diminution de la température. Selles régulières. Les phénomènes pulmonaires s'amendent. Deux mois après la perforation intestinale est fermée.

La température, alors, oscille entre 37°5 et 38° 8.

On trouve dans le pus des actinomyces.

Après deux mois et demi de traitement par le tamponnement à la gaze iodoformée on administre de l'iodure qui ne donne aucun résultat.

Une sonde introduite dans la fistule sus-symphysienne conduit jusque sur la paroi antérieure du rectum.

On perfore le cul-de-sac antérieur du vagin pour faire le drainage trans-abdomino-vaginal.

Après un mois de traitement la malade sort ne conservant qu'une petite fistule au niveau de la symphyse.

Observation XIII d'Eliassons (Ljunggren)

Femme, quarante-trois ans.,

Dans la région droite de l'abdomen, cordon dur, épais, qui du foie descendait vers le ligament de Poupart, aboutissant, à deux pouces au-dessus de celui-ci, à une fistule purulente.

La malade était porteur de nombreuses cicatrices de la région maxillaire et sterno-cléido-mastoïdenne qui seraient les traces de l'origine de l'actinomycose.

La malade refuse tout traitement et meurt chez elle.

Pas d'autopsie.

Observation Eliassons (Ljunggren)

Femme, 30 ans

La maladie suit la même marche que la précédente, sauf que la fistule est à l'ombilic et qu'elle guérit par un traitement par l'iodure de potassium.

Observation Fairweather

Debut par trois attaques de coliques appendiculaires en 1893. Ces crises sont de courte durée.

En janvier 1894, crise plus sérieuse qui dure trois semaines.

En mai 1894, gonflement diffus de la région iliaque droite. Diarrhée purulente. On sent de la fluctuation dans la région lombaire, on fait une ouverture à cet endroit.

En août 1894, on fait une ouverture antérieure, opposée à la première, pour faire du drainage trans-abdominal.

On administre de l'iodure de K. Mort en février 1895 par cachexie progressive.

A l'autopsie on tombe sur un abcès anfractueux.

CHAPITRE II

ANATOMIE PATHOLOGIQUE

Nous pensons, dans ce chapitre, pouvoir établir un tableau anatomo-pathologique assez complet grâce aux recherches et aux observations qui ont été faites par les auteurs. Notre tâche se trouve facilitée par ce fait que les lésions et les désordres causés par le processus morbide ont pu être constatés à toutes les périodes de la maladie, tant sur la table d'opération que sur la table d'amphithéâtre.

Il nous sera donc possible de diviser notre travail en partant des lésions, ou plutôt du point de culture du début, pour en arriver aux désordres les plus considérables.

Le point de départ le plus constant, et on peut dire presque le seul, est, dans l'actinomycose de l'intestin, la muqueuse et la muqueuse au point du tube digestif où les matières séjournent le plus longtemps, c'est-à-dire celle de la région appendiculo-iléo-cœcale.

Nous connaissons, grâce à une trouvaille d'autopsie, dans un cas de Chiari, la manifestation la plus primitive et la plus simple, puisqu'il s'agissait d'un point où le champignon était, pour ainsi dire, établi en culture.

Le malade dont il s'agissait n'avait, durant sa vie, présenté aucune manifestation pouvant faire penser à l'actinomycose ; lorsqu'à l'autopsie on trouva sur une portion de la muqueuse cœcale, une plaque grisâtre, arrondie de 1 centimètre de diamètre, de 5 millimètres d'épaisseur qui était formée d'une colonie d'actinomyces purs et jeunes dont les filaments avaient pénétré et rempli les glandes de Lieberkühn sous-jacentes. Telle est la lésion la plus simple observée et le champignon n'est encore là qu'à la surface.

Plus tard, quand il commence sa marche en avant, il fait des ulcérations, de grandeur variable, qui peuvent aller jusqu'au diamètre d'une pièce de 50 centimes, mais généralement ne dépassent pas la grosseur d'une lentille. Ces ulcérations reposent sur la muqueuse et la musculeuse ; leur ouverture est plus petite que leur base, de sorte qu'elles ont des bords décollés. Enfin le parasite continuant à progresser perfore la paroi intestinale. Il est certain que si la marche était rapide et si l'organisme n'avait point le temps de mettre en œuvre ses moyens de défense ordinaires, on aurait à ce moment des péritonites putrides qui enlèveraient les malades. Choux explique l'absence de phénomènes péritonéaux à cette période par l'obturation de l'ouverture au moyen du renversement en dehors de la muqueuse qui ferait là office de bouchon.

Il n'en va pas ainsi. Dès le début de la marche en avant, dès la traversée de la muqueuse, il se produit une réaction d'où résultent des formations conjonctives qui épaississent les parois de l'intestin et forment des adhérences de voisinage. De telle sorte que toujours l'agent pathogène trouve au-devant de lui des tissus de nouvelle formation, solides et épais qu'il est obligé de franchir ou de détruire avant d'atteindre d'autres portions d'organes voisins.

Cette période de défense d'avant-garde correspond à la période symptomatique de la formation de la tumeur et du ramollissement. D'autre part il se fait une défense d'arrière-garde. En effet on a remarqué que les tissus franchis et abandonnés par le champignon, parfois même avant l'évacuation complète, ont une très grande tendance à la cicatrisation. C'est ainsi qu'on put trouver le mycélium dans l'épaisseur de la paroi intestinale alors qu'une cicatrice de la muqueuse indiquait le point d'entrée.

Tous les trajets fistuleux sont, à leur origine profonde, comblés de tissus cicatriciels. De là ces cordons durs faits de tissus de nouvelle formation qui joignent entre eux les foyers anciens et récents, et sont en somme la trace du chemin suivi par le parasite.

Dans cette marche en avant du processus il est à remarquer qu'aucun tissu n'est respecté, que quelle que soit la nature de la barrière qui pourrait s'opposer au progrès de l'actinomyces elle est infiltrée et franchie. Nous sommes donc là en présence d'un tout autre mode d'action que celui des infections banales ou spéciales telles que la tuberculose, par exemple, où l'on voit le plus souvent le microbe suivre les plans anatomiques, et ne franchir les aponévroses qu'après un temps assez long, ou n'ouvrir les vaisseaux qu'aux dernières périodes de la maladie. Ici c'est d'emblée, franchement, fatalement que l'infiltration avance sans rien respecter.

Remarquons pourtant que le processus conjonctif au lieu d'ouvrir les vaisseaux sanguins tend à les obturer ; et plus tard, au moment de la fistulisation, ces vaisseaux pourraient servir de chemin d'évacuation aux produits actinomycotiques ainsi que Kosenski l'a observé dans un cas. Pourquoi cette marche qui est, on peut le dire, typique et spéciale de l'actinomycose (quel que soit d'ailleurs le point du corps où elle évolue) ? Il en est donné une explication dans l'article : « Phagocytose dans l'actinomycose » (*Annales de l'Institut Pasteur* 1893). L'actinomyces s'introduirait dans les cellules de dehors en dedans, puis perforant leurs parois de l'intérieur à l'extérieur, les filaments du champignon iraient se mettre en contact avec les cellules voisines qu'ils pénétreraient à leur tour ?

La phase de formation de la tumeur est une phase de néoplasie conjonctive. C'est pour Partsch du tissu conjonctif fibreux, granuleux au milieu duquel l'agent pathogène s'installe et prolifère. La phase de ramollissement est une phase de destruction par suite de la diminution de vitalité des tissus.

Pour Choux l'actinomycome est une tumeur d'infection au même titre que les tumeurs de la syphilis, de la morve et de la tuberculose.

Quand on ouvre un point ramolli on y trouve peu de liquide. Ce liquide est, en général, séreux, clair, filant. Les parois de la cavité sont épaisses et dures. Dans les cas d'association la cavité est anfractueuse ; dans les cas purs la cavité est tapissée de granulations et ce seraient ces granulations qui, contenant les actinomyces, se détacheraient et prendraient cette couleur jaune considérée comme spéciale.

On sait que les actinomyces des grains jaunes ont la forme de massue ; ce sont des actinomyces dégénérés qui ne peuvent plus servir d'agent de contage. Tandis que les actinomyces adultes et virulents sont ceux qui sont inclus dans les tissus et munis de filaments.

Pourquoi les myceliums contenus dans la poche dégénèrent-ils ? C'est que d'après Schlanger, l'actinomycesest anaérobie et par cette propriété cet auteur expliquerait les cas de guérison spontanée, soit que l'agent pathogène arrive promptement à la surface, soit que l'on ouvre précocement et largement les points infiltrés.

Dans tous les cas le processus tend vers la surface, et cela, ainsi que nous l'avons dit, à travers les tissus quels qu'ils soient, pour venir finalement s'ouvrir au dehors par des fistules. Mais il faut remarquer que les tissus périostiques et osseux sont les seuls qui offrent une barrière sérieuse à l'actinomyces ; et très rarement on a vu le champignon s'attaquer d'emblée aux os. M. Gangolphe l'a observé (traité des maladies infectieuses et parasitaires des os).

D'autre part le système lymphatique ne réagit jamais dans l'actinomycose pure, on ne trouve pas de ganglions hypertrophiés comme dans les inflammations microbiennes autres ou dans le carcinome. Ce n'est non plus presque jamais par la voie lymphatique que se fait le transport à distance mais bien par la voie veineuse. Grill voudrait expliquer ce fait d'observation en disant que le parasite est trop volumineux pour pénétrer dans les radicules d'origine du système lymphatique.

Que voit-on sur un sujet dont la maladie a été de longue durée ? Y a-t-il une lésion qui explique cette cachexie profonde et pour ainsi dire particulière, que l'on pourrait appeler *cachexie actinomycotique*, dans laquelle les patients succombent? A l'ouverture de l'abdomen on trouve toutes les anses intestinales agglutinées entre elles, aux organes voisins et aux parois. Les parois intestinales présentent la dégénérescence amyloïde ainsi que souvent les autres viscères abdominaux. On comprendra ce fait en se rappelant que l'intestin est immobilisé par ses adhérences; que ses tissus propres sont étouffés par les tissus conjonctifs de nouvelle formation et qu'enfin la circulation est ralentie, diminuée et presque complètement supprimée surtout à la fin de la maladie.

Si nous n'avons pas parlé ici de l'agent pathogène lui-même, c'est que dans la maladie qui nous occupe il ne présente rien de spécial à signaler; et pour sa description le lecteur voudra bien se reporter aux thèses lyonnaises inspirées par M. le professeur Poncet, où l'actinomyces se trouve complètement et parfaitement étudié; on pourra également se reporter à la revue générale de l'actinomycose humaine publiée par M. Bérard (*Gazette des hôpitaux*, 29 février 1896).

CHAPITRE III

INCUBATION

Il ne nous est guère possible d'assigner une durée exacte à l'incubation de la maladie. Toutefois on peut penser qu'elle doit être longue, car on trouve souvent que les malades ne présentent de phénomènes de réaction qu'un temps assez long après qu'ils se sont exposés au contage, soit en soignant des animaux malades, soit en absorbant des céréales, soit en se blessant, soit de toute autre façon. Ainsi dans un cas d'actinomycose de la main (Müller) les premiers phénomènes éclatèrent seulement deux ans après que le malade se fut introduit dans la main un fragment de bois, resté depuis dans la plaie, et qui, à l'examen microscopique, fut trouvé couvert d'actinomyces.

Ljunggren pense que le corps étranger, porteur du mycelium est nécessaire à son développement et qu'il joue à son égard le rôle de milieu de culture. On aurait donc d'autant plus de chances de voir l'actinomycose se développer que les débris de céréales ou autres matières qui lui ont servi de vecteur resteraient dans la plaie.

Il est difficile, en outre, d'apprécier la durée de l'incubation à cause de la latence des premiers syptômes dans la plupart des cas où il s'agit de formes chroniques, évoluant lentement. L'affection peut alors passer inaperçue jusqu'à l'envahissement du tissu cellulaire sous-péritonéal ou à la formation de collections suppurées quand il y a des infections associées.

De l'avis de tous les auteurs qui se sont occupé de la question, le point de départ le plus constant de l'infection actinomycotique intestinale serait les régions iléo-cœcale et appendiculaire. Ceci tiendrait à ce que, ainsi que nous l'avons déjà dit dans l'anatomie pathologique, la stagnation prolongée des déchets de la digestion en ce point permettrait mieux au parasite de se développer, de se fixer, de s'enkyster dans la paroi de l'intestin pour se livrer à son travail de reproduction, travail qui aboutira à l'infection générale, et aux manifestions morbides qui l'accompagnent.

On peut penser que le prétexte de l'envahissement sera souvent une inflammation quelconque de la région incriminée.

CHAPITRE IV

SYMPTOMATOLOGIE

Au point de vue des manifestations symptomatiques nous diviserons la marche de la maladie en cinq périodes :

1° Prodromes ;
2° Phénomènes initiaux;
3° Formation de la tumeur;
4° Ramollissement, ulcération, fistulisation;
5° Cicatrisation.

1° Période prodromique

Cette période qui passe d'ordinaire inaperçue se manifeste par des douleurs sourdes, mal localisées, que l'on peut mettre sur le compte d'un état dyspeptique, ou par des symptômes de péritonisme.

2° Période des phénomènes initiaux

Cette période correspond à celle du catarrhe et doit être considérée comme le véritable début de la maladie.

Dans des cas rares elle peut être brusque et, constituant toute la maladie, entraîner la mort rapidement comme par exemple dans le cas de Sokoloff où le malade succomba au bout de vingt-quatre heures. On voit apparaître des coliques avec diarrhée profuse qui se manifeste par des selles nombreuses. Celles-ci sont soit muqueuses (Ransom), soit dysentériques et sanguinolentes (Partsch et Hugo-Langstein) accompagnées de douleurs abdominales mais sans réaction péritonéale. Pourtant on a vu, et ç'a été le cas du malade de M. Gangolphe, se produire pendant un ou deux ans, des poussées de pérityphlite avec ballonnement du ventre et vomissements. La durée de chacune de ces poussées varie de deux ou trois semaines à trois mois. La diarrhée est rebelle et fort tenace, sa durée plus ou moins longue semble liée à la localisation de la lésion sur la muqueuse ou la musculeuse de l'intestin. Il n'en faudrait pas conclure qu'on l'observe constamment, car nous savons que la diarrhée et tous les autres phénomènes peuvent complètement manquer et la lésion intestinale n'être qu'une trouvaille d'autopsie, comme dans la remarquable observation de Chiari.

D'autre part la diarrhée peut être entrecoupée de périodes de constipation, mais c'est assez rarement qu'on observe ce mode de manifestation. Au bout d'un temps plus ou moins long, selon que l'infiltration marche plus ou moins rapidement, on voit les douleurs s'amender et la maladie entrer dans la troisième période. Jusqu'à ce moment, le toucher rectal ou vaginal et le palper abdominal ne donnent aucun signe particulier sinon peut-être un peu de douleur à la pression.

3° Période de formation de la tumeur.

C'est surtout au moment de l'apparition des phénomènes particuliers à cette période que l'attention du chirurgien doit être en éveil. C'est alors, mais alors seulement, que s'il en suit et saisit bien toutes les phases il pourra faire, de la maladie qu'il voit évoluer, un diagnostic presque certain.

En effet nous voyons alors apparaître des symptômes qui nous ont paru appartenir en propre à l'actinomycose appendiculo-cœcale. Ils correspondent à la période anatomo-pathologique où le parasite près de franchir les parois du tube digestif, va progresser en infiltrant les tissus voisins, sans aucun respect pour les barrières anatomiques.

Au début de cette période on aura, à la palpation, la sensation d'une tumeur dure, profonde, diffuse, mais encore indépendante de la paroi abdominale. Il faut saisir ce moment car, rapidement, l'infiltration va s'étendre, gagnant la paroi abdominale qui alors fera partie de la tumeur primitive. L'infiltration se fait largement, s'emparant quelquefois d'emblée, et en tout cas, toujours en très peu de temps, de toute la moitié droite de l'abdomen de la ligne blanche à la crête iliaque ; il n'est même pas rare de la voir franchir la ligne médiane.

La tumeur ainsi formée est, avons-nous dit, dure, mais d'une dureté spéciale, dureté ligneuse, osseuse ; on a, en la touchant, la sensation d'un plan extrêmement résistant. La masse n'est même plus mobile en totalité ; elle est fixée aussi bien latéralement que profondément : les limites en sont diffuses et difficiles à déterminer. Au niveau de cette induration, la paroi abdominale n'est plus dépressible ; il semble que tous les organes sous-jacents aient été solidifiés en même temps qu'elle, et forment un tout adhérant de toutes parts aux plans osseux.

Tous ces phénomènes évoluent sans douleur dans l'actinomycose pure : la palpation est indolore tant que le ramollissement n'apparaît pas. Signalons pourtant, avec Hugo Langstein dans quelques cas des douleurs spontanées, sourdes, qui correspondraient à la formation des adhérences, mais sans autre phénomène de péritonite à proprement parler.

A cette période le toucher rectal et vaginal pourra donner des renseignements ; on pourra reconnaître parfois le point de départ de la lésion, sentir la tumeur, en déterminer la forme, la saisir par le palper bi-manuel et toujours on aura cette même sensation de dureté spéciale.

L'infiltration, nous insistons sur ce point, tend toujours à la surface périphérique du corps et, une fois qu'elle a atteint la paroi extérieure, elle semble s'étendre plutôt en surface qu'en profondeur (Choux).

La peau qui recouvre la tumeur reste encore normale, et bien que fixée et adhérente, ne présente nulle trace d'inflammation.

Mais bientôt la maladie continuant sa marche fatalement progressive, on voit, en passant à la période suivante, se manifester de nouveaux symptômes.

4° Période de ramollissement, ulcération, fistulisation.

Nous dirons avant de la décrire que cette période apparaît fatalement quand aucune complication n'a emporté le malade auparavant, et que si l'on n'ouvre pas chirurgicalement, l'ouverture se fera toujours spontanément et au dehors.

C'est alors qu'on voit réapparaître les douleurs du début : elles sont soit spontanées, soit provoquées.

Les symptômes physiques sont les suivants :

La peau qui recouvre la tumeur prend une coloration spéciale, qui n'est pas celle de l'inflammation banale; elle est d'un bleu violet, dégradant du centre à la périphérie et pouvant aller jusqu'à la coloration ardoisée. Cette couleur, considérée comme spéciale et par conséquent pathognomonique par Ullmann, Bostroëm, Bernharth, etc., s'est toujours montrée au niveau des points d'ulcération chez le malade de M. Gangolphe.

En même temps qu'apparaît ce changement d'aspect de la peau, les parties sous-jacentes se ramollissent. Pour Grill le ramollissement apparaîtrait au milieu de la tumeur. Mais nous avons vu que sur notre malade il s'était fait sur un des côtés, à gauche et, dans plusieurs autres observations, la fistule première s'est ouverte au niveau de la ligne blanche, alors que la masse principale de la tumeur était à droite.

Le processus de ramollissement va rapidement : dans un cas de Bostroëm, il a suffi de deux jours pour qu'une tumeur, du volume d'une tête de fœtus, devienne entièrement fluctuante.

Les points ramollis donnent une sensation de fluctuation très nette, bien que ne contenant que fort peu de liquide, quand il n'y a pas de pus, c'est-à-dire pas d'association microbienne.

Si l'on n'ouvre pas cette poche, l'ulcération suit de près le ramollissement; dans les cas d'actinomycose pure on observe qu'il s'écoule peu de liquide au moment de l'ouverture, et ce liquide n'est pas du pus à proprement parler. Il est d'abord muqueux, clair, filant ; ne contient pas de grains jaunes. Puis, si l'on presse sur la tumeur comme pour la vider, ce qui s'écoule est plus épais, visqueux, de couleur blanc grisâtre (Bostroëm). M. le professeur Poncet nous avait déjà fait observer ces particularités alors que dans son service nous assistions à des opérations d'actinomycomes de la tête et du cou qui, par la palpation, semblaient contenir une assez grande quantité de liquide. C'est dans ce liquide sirupeux obtenu par l'expression ou le raclage, que l'on trouve pour la première fois des actinomyces inclus dans des grains jaunes.

Si, au lieu d'attendre l'ulcération spontanée, on intervient pour ouvrir les points ramollis, on tombe sur une poche à parois très épaisses et dures, qui contient peu de liquide et qui est tapissée de granulations prédiculées ou sessiles dont la grosseur peut aller jusqu'à celle d'un grain de millet; et l'on est tenté de s'expliquer la fluctuation perçue par le glissement de ces granulations les unes sur les autres : il s'agirait d'un mécanisme analogue à celui qui se produit dans les cas de synovites à grains riziformes sans crépitation.

Pour Israël et Koëhler le pus actinomycotique aurait

une odeur spéciale; nous n'avons pas eu occasion de le constater chez le malade de M. Gangolphe, ni dans les cas d'actinomycose des autres régions que nous avons vus chez M. le professeur Poncet.

A la suite de l'ulcération spontanée ou de l'ouverture opératoire, il se fait des fistules nombreuses et très rebelles, qui peuvent durer des années avant de se tarir. Les parois et l'orifice de ces conduits sont tapissés de granulations analogues à celles que l'on trouve dans les points ramollis. Ces fistules donnent issue, soit d'une façon intermittente, soit d'une façon continue, à un liquide clair et filant, ou purulent dans les cas d'association, et qui ne contient que par moments des grains jaunes.

Quand la maladie doit se terminer par une issue fatale, l'état général du patient devient mauvais, les échanges nutritifs ne se font plus, il y a cachexie, et c'est souvent à ce moment qu'on voit apparaître la constipation.

Ce dernier symptôme est d'ordre mécanique.

En effet on peut penser que les parois intestinales dégénérées et agglutinées entre elles et aux organes voisins, ne peuvent plus aider à la progression des matières contenues dans cette portion du tube digestif.

Les phénomènes de dénutrition ont pour origine l'altération profonde de la muqueuse et des autres tuniques de l'intestin qui ne permettent plus l'absorption.

5° *Période de cicatrisation.*

Quand, au contraire, la maladie évolue vers une issue heureuse, on voit l'induration régresser progressivement de la périphérie au centre, le ventre reprendre lentement sa souplesse, jusqu'au moment où il ne reste plus qu'une ou deux fistules, qui se fermeront plus tard. Les fistules laissent après elles des cicatrices indélébiles, profondes et colorées en violet ou pigmentées en noir ardoisé.

Enfin, faits extrêmement importants, quand l'actinomycose évolue sans association on n'observe pas de fièvre, la température oscille autour de la normale, entre 37° et 38° 5. Les ganglions lymphatiques, nous l'avons déjà dit, ne participent pas au processus morbide, et *il n'y a jamais d'ascite.*

Nous avons voulu garder, pour terminer notre tableau symptomatique et attirer spécialement l'attention sur elle, la marche bizarre de la fistulisation.

Il se fait toujours un grand nombre de fistules. On observe assez souvent qu'elles sont réunies entre elles, tant superficiellement que profondément, par des sortes de cordons durs et résistants dont la grosseur peut aller jusqu'à celle d'une plume d'oie. Le parasite semble s'avancer à la façon des mineurs creusant des galeries (Moosbrugger), ou d'une taupe qui, le long de son parcours, revient à la surface rejeter par une ouverture la terre qu'elle a creusée (Grill). De sorte que les orifices se trouveraient semés au hasard de la route.

M. Gangolphe nous a fait remarquer que, dans sa marche, l'actinomyces semble *narguer* l'opérateur en venant faire des ouvertures dans le voisinage des drains, en apparence les mieux placés.

CHAPITRE V

COMPLICATIONS

Dans notre exposé symptomatique nous avons tenu à décrire l'actinomycose à marche régulièrement progressive et chronique, dénuée de toute espèce de complication en la schématisant peut-être un peu pour lui donner plus de netteté. Mais il n'en faudrait pas conclure que c'est là son évolution la plus commune ; bien au contraire car, dès le début, ou dans le cours de l'affection, on voit le plus souvent apparaître des complications. Loin d'éclairer le diagnostic, elles peuvent longtemps le tenir en suspens et même ne le permettre que sur la table d'amphithéâtre si l'on n'a pas eu soin, aussitôt que cela a été possible, de faire les recherches microscopiques qui auraient levé tous les doutes.

Voyons donc quelles sont ces complications.

Et d'abord, signalons la tendance à l'extension profonde dans la région rétro-péritonéale du côté de la paroi postérieure de l'abdomen par le mésentère. Nous donnons cette marche comme une complication bien qu'elle ne soit pas considérée comme telle par certains auteurs qui en font un mode particulier d'évolution. Nous pensons, en effet, que c'est cette marche vers la profondeur qui, la plupart du temps, est la cause d'un autre accident extrêmement grave et presque fatalement mortel, la métastase par la voie veineuse du côté du foie, des reins, des poumons, du cerveau, etc.

La métastase du côté du foie est de tous les modes de transport à distance, celui que l'on observe le plus souvent, ce qui s'explique facilement par l'apport considérable du sang de l'intestin au foie par le système porte. Cette localisation nouvelle est aussi la plus immédiatement dangereuse. C'est à elle que reviennent presque tous les cas de mort par péritonite à la suite de l'ouverture d'un abcès dans la cavité péritonéale. Sans doute que là plutôt qu'ailleurs, le processus marche rapidement, et ne permet pas aux tissus environnants de réagir et de former des adhérences protectrices destinées à assurer la localisation en cas d'ouverture.

On peut aussi penser que si l'évolution des abcès est plus rapide dans le foie, c'est que dans presque tous les cas où il y a métastase, il y a déjà association microbienne et qu'alors l'abcès évolue comme un abcès d'origine infectieuse autre.

Nous nous trouvons donc en présence d'une nouvelle complication : l'association microbienne.

On n'aura pas de peine à se la figurer plus fréquente dans l'actinomycose intestinale que partout ailleurs, si l'on pense à tous les microbes contenus dans le tube digestif.

Le résultat de cette association est la formation de pus, l'apparition de la fièvre, en somme le syndrôme de l'infection microbienne.

Les abcès qui se forment alors sont anfractueux, multiloculaires parce qu'ils proviennent de la fusion de plusieurs poches qui d'abord accolées s'ouvrent ensuite les unes dans les autres.

Le pus de ces abcès a-t-il une couleur ou une odeur particulière? Nous ne pensons pas, bien qu'en dise Partsch, que la coloration jaune qu'il a observée soit spéciale au pus dans ce cas.

Quant à l'odeur, si dans la plupart des cas elle est fécaloïde, cela tient sans doute à ce que la perforation intestinale n'est pas rare. Ce qui explique la formation de fistules sterco-purulentes (cas de Ljunggren).

D'autre part on sait que le pus des abcès para-intestinaux, dans l'appendicite suppurée par exemple, peut fort bien avoir une odeur, voire même une couleur fécaloïde, sans qu'il y ait forcément pour cela perforation intestinale.

La perforation de la vessie a été observée; d'où il résulta des urines purulentes qui purent, pendant quelque temps, faire penser à une cystite purulente.

Une autre complication est la marche vers le périnée avec ouverture de fistules autour de l'anus, invasion de proche en proche, jusques et y compris les articulations de la hanche.

Le psoïtis actinomycosique n'est pas un fait extrêmement rare.

Telles sont les principales complications qui viennent assombrir le tableau de cette affection déjà si grave par elle-même.

CHAPITRE V

MARCHE. — DURÉE. — TERMINAISON

La marche de l'actinomycose en général et de l'actinomycose intestinale en particulier est essentiellement chronique. Elle l'est le plus souvent d'emblée ; mais on sait qu'on peut l'observer avec une marche aiguë. D'autre part et assez généralement, la marche chronique est entrecoupée de poussées aiguës.

D'autres fois la maladie procède par étapes, surtout dans les périodes de début, et, dans l'intervalle de ces poussées, on voit des apparences de guérison ; le malade semble complètement remis, la tumeur qui s'était développée a disparu, lorsqu'à propos d'une maladie intercurrente on voit réapparaître tous les symptômes et l'actinomycose suivre son cours. Tel a été le cas d'un malade de Guder qui retomba à la suite d'une attaque d'influenza.

Un autre mode d'évolution est celui qui simule l'appendicite à répétition.

La durée de l'actinomycose intestinale varie de un à quatre ans, rarement moins d'un an et demi à deux ; les formes à marche rapide sont l'exception. Nous avons parlé du cas de Sokoloff où le patient fut enlevé vingt-quatre heures après l'apparition des premiers symptômes.

La terminaison la plus habituellement observée jusqu'ici est la mort, qui arrive par cachexie progressive; le malade s'émacie de plus en plus et succombe dans un état de maigreur extrême. Lorsque le patient meurt avant cette dernière période, il est enlevé, le plus souvent, par une péritonite purulente due, dans la majorité des cas, à l'ouverture d'un abcès métastatique du foie, dans la cavité péritonéale.

CHAPITRE VII

DIAGNOSTIC

Etant donnés les éléments que nous possédons :

1° Sera-t-il possible de faire le diagnostic de la maladie qui nous occupe ?

2° Pourra-t-il être fait précocement, dès le début ?

3° A quelle période pourra-t-on le faire d'une façon à peu près certaine ?

A la première question nous répondrons que certainement on peut établir le diagnostic de l'actinomycose appendiculo-cœcale, car à défaut de tous autres renseignements on fera le diagnostic histologique.

Nous ne pensons pas que le diagnostic puisse être fait d'une façon certaine à la première période non plus qu'à la deuxième. A cette époque de l'évolution les symptômes sont communs à beaucoup trop de réactions de l'intestin et alors même qu'on aurait des anamnestiques suffisamment bien établis (rapports avec des animaux malades, ingestion de grains de céréales) on pourra avoir des présomptions et rien de plus.

Au contraire, dès la troisième période nous estimons

que la maladie évolue d'une façon assez typique pour qu'on en puisse établir le diagnostic.

Les signes qui nous guideront seront à partir de cette période : la tumeur avec sa dureté si particulière ; la marche de l'infiltration vers les plans extérieurs et son extension en surface sans limite nette ; la fixité, la coloration particulière et spéciale que prend la peau au niveau des points qui se ramollissent ; l'ouverture au dehors par des fistules nombreuses à aspect particulier, le peu de liquide qui s'en écoule au moment de l'ulcération ; la persistance désespérante de ces fistules une fois établies ; le peu de réactions douloureuses ; la présence des grains jaunes ; enfin, ce qui domine la scène, la chronicité de l'affection et l'absence de la température.

DIAGNOSTIC DIFFÉRENTIEL

Voyons maintenant quelles sont les affections avec lesquelles il nous faudra faire le diagnostic.

L'appendicite aiguë ou à répétition pourra induire en erreur pendant toute la durée des deux premières périodes de l'actinomycose, mais on pourra songer à l'éliminer à cause du symptôme douleur généralement beaucoup moins accusé dans l'infection par le champignon et les doutes disparaîtront au moment du développement de la tumeur.

Nous savons que la cystite purulente devra être diagnostiquée et nous avons vu que dans un cas l'erreur avait été faite à la suite d'une fistule interne, la tumeur n'ayant apparu qu'après que le pus eût été constaté dans l'urine. Il est probable que dans ce cas le toucher rectal ou vaginal aurait évité l'erreur en indiquant la présence d'une tumeur ou d'une induration ; d'autre part, l'attention aurait dû être éveillée par l'absence de douleur, douleur qui est toujours considérable dans les autres infections microbiennes de la vessie.

La péritonite tuberculeuse présente plusieurs points de ressemblance avec la maladie qui nous occupe ; comme elle, elle est chronique. Pourtant l'absence d'ascite, la matité uniforme à l'inverse de la matité en damier, l'absence de ces plaques et noyaux isolés, typiques de la tuberculose intestinale, l'examen négatif des poumons éclaireront le diagnostic. Notons aussi que les fistules sont très rares dans la péritonite tuberculeuse.

Les fibromes de la paroi ne seront pas confondus avec l'actinomycose malgré leur peu de réaction douloureuse et thermique, car ils sont, à l'inverse de l'actinomycose, mobiles en totalité, et l'ulcération y est l'exception.

Ils sont plus fréquents chez la femme en période génitale, se développent souvent à la suite d'un accouchement. Il est vrai que leur siège est assez fréquemment voisin de l'arcade crurale ou du bord externe du grand droit de l'abdomen, mais ils ont une forme et des limites nettes, ils sont ovalaires et ressemblent à un galet ; ils sont généralement obliques de haut en bas et de dehors en dedans. Leurs connexions avec les plans musculaires et aponévrotiques sont accusées par leur fixation au moment de la contraction musculaire et leur mobilité dans le relâchement, ce qui les différencie absolument de l'actinomycome.

Les sarcomes de l'os iliaque pourraient au début être

une cause d'erreur : on se souviendra toujours que dans l'actinomycose, la phase néoplasique ou plutôt la phase pendant laquelle la tumeur ne s'ulcère pas, est de peu de durée, et que la fistulisation apparait au contraire bientôt à l'inverse du sarcome.

Le diagnostic qui présentera peut-être le plus de difficultés est celui des phlegmons de la paroi consécutifs au cancer de l'intestin.

Dans la thèse de son élève Opin et dans une communication récente à la société de médecine, M. Gangolphe a réuni onze cas de phlegmons déterminés par des tumeurs malignes du gros intestin, de l'iléon et notamment de l'S iliaque. Dans ces cas, les troubles intestinaux, la constipation, l'occlusion, avaient précédé l'apparition des phénomènes phlegmoneux siégeant dans la région sous-ombilicale.

Lors de l'ouverture des fistules on sera renseigné sur la nature du processus morbide par l'aspect des bourgeons myxomateux, dans les cas autres que l'actinomycose.

Quant à la tuberculose du cœcum on sait qu'en dehors des cas où elle donne lieu à des phénomènes d'appendicite à répétition, elle peut se présenter comme une tumeur, soit cliniquement, soit même à la laparotomie.

Si la plupart des affections que nous venons de passer en revue peuvent pendant un certain temps en imposer pour de l'actinomycose appendiculo-cœcale, il faut bien savoir qu'à une période un peu plus avancée de la maladie, son aspect spécial et sa marche typique ne permettront plus guère le doute. A moins toutefois que l'esprit du chirurgien ne soit détourné par une des nombreuses complications que nous avons signalées.

CHAPITRE VIII

PRONOSTIC

Moosbrugger considère le pronostic de l'actinomycose de l'intestin comme très sombre.

Cependant, nous avons cité un cas d'un malade de Braun qui guérit spontanément après avoir subi plusieurs opérations, après une durée de maladie de vingt et un mois, et alors que les médecins traitants l'avaient abandonné. Ce fait nous montre que quelle que soit la gravité des lésions il ne faut nullement désespérer.

Partsch estime que le pronostic est lié au mode d'évolution de la maladie : si elle évolue rapidement vers la surface, le pronostic est relativement bénin car elle peut guérir spontanément ou à la suite d'une intervention complète et précoce. Si au contraire le processus marche vers la profondeur la terminaison a bien des chances d'être mortelle, puisque dans ce cas l'opération ne peut être faite d'une façon radicale. D'autre part, le pronostic est assombri par la métastase.

Pour Grill, l'association pourrait être un événement

heureux et il a vu la guérison spontanée après son apparition. Cette tendance à la guérison tiendrait pour cet auteur à ce fait que les actinomyces auraient peu de résistance vis-à-vis des autres microbes qui les tueraient rapidement.

C'est ce que l'on observe dans les cas d'association où les grains jaunes disparaissent.

Signalons aussi que dans les cultures impures les actinomyces sont tués.

Nous pouvons comparer cette influence heureuse d'une affection surajoutée à ce qui existe pour les kystes hydatiques des os et la syphilis, où tel segment du squelette condamné à la fracture spontanée reste solide si une inflammation vient se surajouter. Cette remarque nous a été faite par M. Gangolphe.

Nous n'avons pas pu établir une statistique pronostique car les auteurs que nous avons consultés ont utilisé à plusieurs les mêmes cas pour établir leur statistique.

Mais on peut estimer que la guérison ne survient pas dans plus de 20 °/₀ des cas.

CHAPITRE IX

TRAITEMENT

En présence d'une affection à tendances aussi envahissantes que l'actinomycose appendiculo-cœcale quelle conduite doit-on tenir ? Quel traitement faut-il instituer ?

Ici l'expectation n'est pas permise, car tout moment perdu est une chance de guérison de moins.

Il faut donc, dès que le diagnostic est assuré, intervenir et intervenir efficacement.

Doit-on essayer d'abord les divers traitements médicaux qui ont été ces derniers temps préconisés ? Et si on les applique doit-on malgré une marche progressive de la maladie, s'attarder à les continuer dans l'espoir d'une amélioration ultérieure ?

Nous savons, en effet, que cette médication interne a donné des succès certains, nous savons qu'un malade de Ransom fut guéri par un traitement qui a consisté en lavements de térébenthine, en prises de calomel et administration d'iodure de potassium. Eliassons a vu aussi un de ses malades guérir par le seul traitement ioduré. L'arsenic a procuré des améliorations. Mais combien sont rares ces cas heureux dont l'issue a été la guérison. Il suffit de lire les comptes rendus des observations et la plupart des travaux qui ont été écrits sur ce sujet, pour se convaincre du peu d'action que peut avoir, dans la généralité des cas, la médication interne quand elle est employée seule. Bien rares sont d'ailleurs les auteurs qui la voudraient exclusivement. Au lieu que le traitement chirurgical est préconisé par la plupart des auteurs qui se sont occupés de cette affection : Israël, Ponfik, Partsch, Ransom, Choux, Bostroëm, Hugo-Langstein, Bernharth et bien d'autres encore.

Nous pensons aussi que ce traitement est le seul efficace, le seul qui puisse donner des résultats sérieux et durables. Et nous admettrons aussi, avec la plupart, qu'il doit être associé à la médication interne.

Voyons maintenant quand et comment on doit opérer. Doit-on opérer hâtivement ? Tous les auteurs sont d'avis qu'il faut intervenir le plus tôt possible, à part évidemment ceux qui veulent essayer en premier lieu le traitement médical. Et non seulement l'opération doit être précoce, mais encore elle doit être aussi radicale que possible et il faut chercher à extirper toute la tumeur si elle n'est pas encore ramollie. Après le ramollissement les avis sont partagés : les uns veulent que l'on opère aussi complètement que précédemment (Berhnarth). Pour les autres il est inutile à ce moment de chercher à tout enlever. Il suffit d'ouvrir largement, de cureter soigneusement et enfin de cautériser au thermo cautère les points de ramollissement. Car, disent-ils, à cette période de la fonte, les actinomyces sont contenus dans les granulations incluses dans les poches (Bostroëm, Ljunggren).

Nous conclurons avec M. le professeur Poncet, dont l'opinion est d'ailleurs partagée par la plupart des auteurs, que le traitement doit être chirurgical, précoce, aussi radical que le permettra l'état des régions et que l'on devra concurremment user dans une large mesure des traitements médicaux qui ont donné des résultats : iodure de potassium, arsenic et calomel.

M. Gangolphe a adjoint au traitement chirurgical des irrrigations des plaies et fistules avec une solution d'iodure de potassium :

Iodure de potassium	10 gr.
Eau stérilisée	1.000

dont on fait passer cinq litres à chaque pansement. Ces irrigations ont donné, chez le malade qui est encore en traitement, de si bons résultats que l'on peut penser dès maintenant à une guérison prochaine, à moins de complications ultérieures.

CONCLUSIONS

Nous nous servons du terme d'*actinomycose appendiculo-cæcale*, car dans la généralité des cas les lésions sont aussi marquées sur le cœcum que sur l'appendice; de sorte que nous pouvons dire qu'au point de vue de cette manifestation actinomycotique, l'appendice et le cœcum semblent former un seul organe.

L'âge moyen des malades est de 35 à 45 ans, avec, comme âges extrêmes, 8 ans et 77 ans.

Les hommes sont plus atteints que les femmes avec 1/4 pour 100 en plus environ pour le sexe masculin.

La profession ne semble pas jouer un rôle particulier; pourtant c'est dans la classe ouvrière qu'on rencontre le plus souvent l'affection qui nous occupe.

L'infection se ferait surtout au moyen de céréales et par le tube digestif.

Les symptômes sont assez typiques pour attirer l'attention (tumeur d'une dureté ligneuse, osseuse, d'apparence néoplasique, à tendance au ramollissement partiel et à la fistulisation; cette fistulisation suivant une marche comparable à celle d'une taupe dans son trajet souterrain).

Les symptômes évoluent d'une façon assez particulière

pour que, dès la troisième période de la maladie, on puisse en faire le diagnostic.

La marche de l'actinomycose appendiculo-cœcale est chronique et d'une durée de deux à quatre ans. Dans la généralité des cas elle est entrecoupée de complications graves (métastases, associations microbiennes).

Le pronostic est particulièrement sombre (environ 80 pour 100 de morts).

Les malades succombent dans un état cachectique que nous avons décrit sous le nom de *cachexie actinomycotique*.

Quant au traitement, il doit être précoce, radical, chirurgical et consistera dans l'ablation ou la destruction aussi complète que possible de tous les points infectés. Mais on devra toujours l'associer au traitement interne (K I, arsenic, calomel), sans oublier le traitement général.

En somme, nous considérons l'actinomycose appendiculo-cœcale comme présentant un tableau clinique assez typique pour permettre de la ranger dans le cadre nosologique à côté des typhlites et appendicites infectieuses.

POUR LE DOYEN :

L'assesseur,

R. LÉPINE

Vu, bon à imprimer :

LE PRÉSIDENT DE THÈSE,

PONCET

LE RECTEUR,

G. COMPAYRÉ

Lyon, le 3 février 1897.

INDEX BIBLOGRAPHIQUE

RANSOM .... *The prognosis and treatement of actinomycosis*, in : *British medical Journal* n° 1724, p. 61.

MULLER .... In : *Beitrag zur Klin. Chirurgie.*, tom. III.

MOOSBRUGGER .... *Uber die Aktinomykose des Menschen.*, in : *Beitrage zur Klin. Chir.* 1886

ULLMANN .... *K. K. Gesellschaft der Aerzte*, in : *Wien.*, 4 nov. 1887.

PARTSCH .... *Die Aktin. des Mensch. vom klinis. Sandpunk*, in : *Sam. klinis. Vort.*, in : *Von Richard, von Volkmann Chirurgie*, n° 85, tom. III.

ISRAEL .... *Klini. Beit. zur Kenntniss der akt. des Men.. Berlin*, 1885.

KOEHLER .... *Berliner Klini. Wochen*, 1884, p. 414

NOORDEN .... *Beit. zur Klin. Chirurg.*, tome V.

BOSTROEM .... *Beit. zur Patholog. und zur allgemeinen Patho.*, 1890

GUDER .... *Etude de l'actin., chez l'homme, en Suisse*, in : *Revue médicale de la Suisse romande*, 1891.

KERN .... *Actin. péritonéale d'origine cæcale* in : *Corresp. Blatt für Schweizer Aerzte*, 15 septembre 1891.

ROUX .... *Du trait. de la périty. supp.* in : *Revue med. de la Suisse romande*, 1891.

REGNIER .... *Beit. zur Cas. der Abd. Akti.*, in : *Prager Teits. für Heilkunde*, 1894.

KOSINSKI .... *Uber Akti des Bauch.*, in : *Medycyna*, 1894.

AMMENTROP .... *Bibl. mag. vor Lageeid* (compte rendu pris sur le *Centralblatt für Chir.*, 1895).

CHOUX .... *Etude clinique et thérapeutique de l'Acti.*, in : *Archives de medecine*, 1894.

DONALIES .... *Die Akti. des Men.* in : *Dissert. Halle.*, 1894.

HABEL................ *Uber Akti.*, in : *Virchow Archiv.*

HUGO-LANGSTEIN ...... *Akti. des Men.* in : *Prager méd. Wochen.* 1895.

BERNHARTH .... *De l'Actionomycose : présentation d'un cas d'actin. abdom.*, in : *Prager med. Wochen*, n° 36, 1895.

HUMMEL .... *Klin. Chir.*, 1895.

ILLICH............... *Akti. des Men. Dissert. Wien*, 1894.

GRILL................ In : *Klin. Chir.*, 1895.

BRUNNER.............. *Beit. zur Kenntniss der Akti. in der Schweiz*, in : *Corresp. Blatt. für Schw. Aertze*, 1896.

LJUNGGREN............ *De l'acti. dans la Scanie mérid.*, in : *Nordiskt médicinsk Arkiv.*, 1895, n° 27, p. 1.

FAIRWEATHER.......... *Un cas d'acti. ayant débuté par l'append. vermi.*, in : *Brit. med. Journ.*, 27 juin 1896.

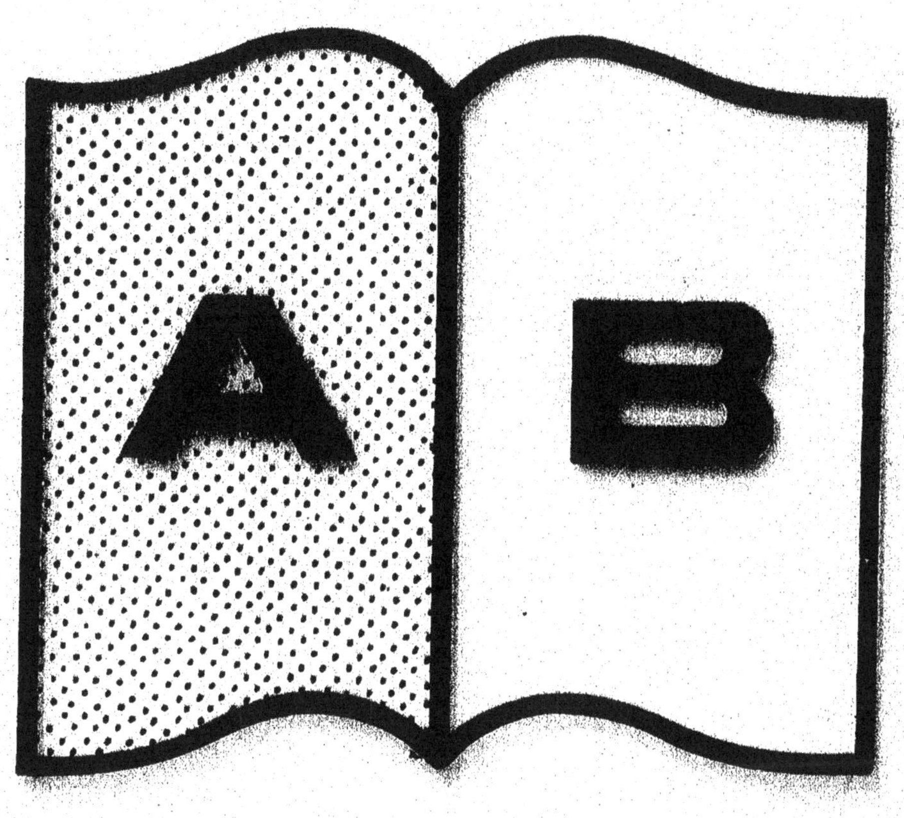

Contraste insuffisant

NF Z 43-120-14

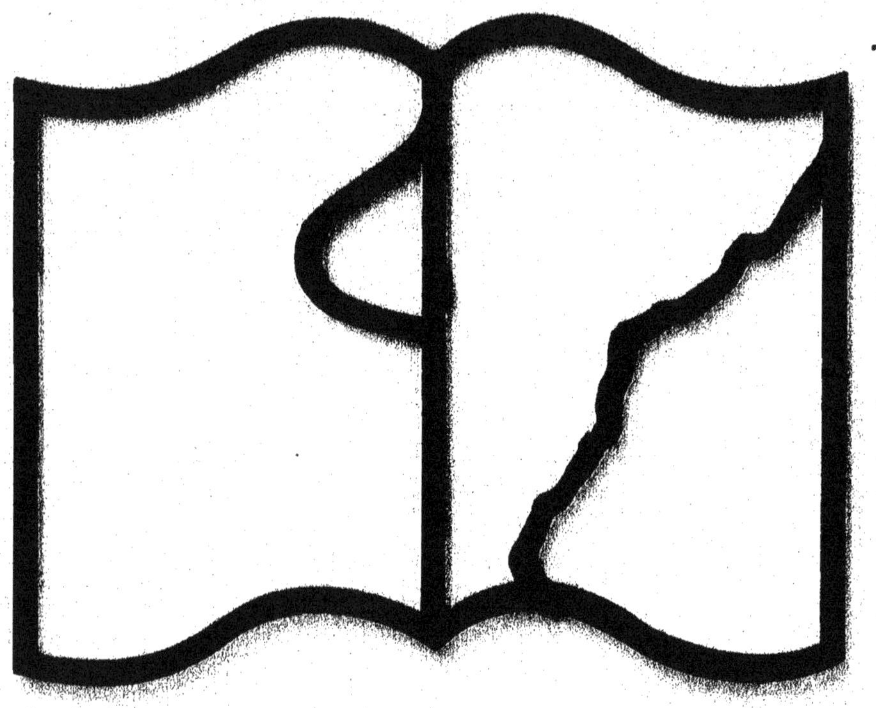

Texte détérioré — reliure défectueuse

NF Z 43-120-11

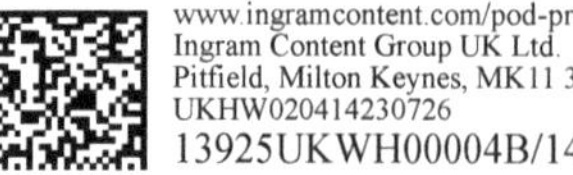

www.ingramcontent.com/pod-product-compliance
Ingram Content Group UK Ltd.
Pitfield, Milton Keynes, MK11 3LW, UK
UKHW020414230726
13925UKWH00004B/1416

9 782013 565486